DISCOURS
SUR LA PHYSIONOMIE,
ET LES
AVANTAGES DES CONNOISSANCES PHYSIONOMIQUES;

PAR
DOM PERNETY,
Abbé de l'Abbaye de Burgel, Membre de l'Académie Royale des Sçiences & Belles-Lettres de Prusse, & de celle de Florence, Bibliothécaire de Sa Majesté le Roi de Prusse.

Speculum mentis est facies; & taciti oculi mentis fatentur arcana.
S. HYERONIMUS.

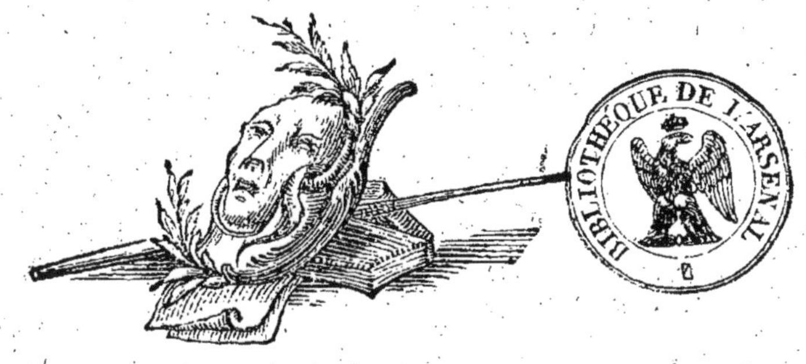

À BERLIN,
chez GEORGE JACQUES DECKER, Impr. du Roi.
1769.

DISCOURS
SUR LA PHYSIONOMIE,
ET LES
AVANTAGES DES CONNOISSANCES PHYSIONOMIQUES.

Tout ce qui frappe nos yeux, tout ce qui fait impreſſion ſur notre eſprit commence par nous intéreſſer. Nous ſentons dabord que ce qui n'eſt pas nous, a cependant un raport avec nous, qu'il peut contribuer à la conſervation, ou à la deſtruction de notre exiſtence. A cet inſtinct, ou ſentiment intérieur ſe joint enſuite l'expérience, qui nous apprend à diſtinguer les objets nuiſi bles, de ceux, qui nous ſont avantageux. Mais quand on a quelque choſe de plus que la figure humaine, quand on ſçait penſer, on en ſaiſit les plus petites nuances, & l'on eſt frappé non ſeulement par l'utile, mais par l'agréable. On devient curieux, & ſi peu que l'on ait de diſpoſitions pour acquérir des connoiſſances, quel plaiſir à s'inſtruire de ce qui paroît digne de notre curioſité! hé! quel eſt l'objet de l'Univers, qui ne pique pas celle d'un eſprit capable de pénétrer dans le ſanctuaire de la Nature? Peu y ſont admis. Le nombre de ceux, qui ſçavent lever le voile tendu ſur les yeux des autres hommes, eſt bien petit. Mais elle a infuſé dans tous le germe des ſciences utiles; & dans quelques uns ſeulement l'inclination, & les diſpoſitions pour les cultiver. Seroit-il moins honteux d'ignorer, qu'il eſt flatteur de connoître, ce qui a fait dans tous les tems, & qui fera toujours l'occupation la plus inſtructive, la plus utile, & la plus agréable?

De toutes les ſciences la phyſionomique eſt la plus étendue. Elle eſt le fondement de toutes les autres; elle eſt la ſcience univerſelle, ſi on la conſidere dans toute la rigueur du terme.

Nos connoiſſances ſont fondées ou ſur nos propres obſervations, ou ſur celles des autres, auxquels nous accordons, & ſouvent trop légerement, notre confiance; comme s'ils avoient été chargés de penſer, & de réfléchir pour nous. Nos Jugemens, ſuite de ces obſervations, ont pour baze les différences, ou les rapports, que les choſes ont entre elles. Ces différences & ces rapports ſont des traits, des linéamens, des ſignes caractériſtiques & diſtinctifs, par lesquels nous jugeons que deux choſes ne ſont pas la même; mais que chacune eſt telle individuellement. Sur la forme, la couleur nous nous rappellons les connoiſſances acquiſes des parties conſtituantes du mixte, de leur combinaiſon, de ſes qualités, de ſes proprietés, de l'uſage, que l'on peut faire pour la conſervation, & le bienêtre, ou pour la deſtruction de notre individu.

La Phyſique, ſçience fondée ſur la conſidération des corps naturels, eû égard à leur matiere, à leurs cauſes, à leurs effets, n'eſt donc proprement que la ſçience phyſionomique de la Nature; & cette ſçience ſe diviſe en autant de genres, ou d'eſpeces, qu'il y a de ſçiences phyſiques, ou particulieres. Elles ont pris leurs noms des choſes, qui en ſont l'objet. Eſt-ce le ciel, les aſtres, que nous obſervons? c'eſt l'Aſtronomie, ou la ſçience phyſionomique du ciel. Malheureuſement nous avons la vûë trop courte; ces objets ſont trop éloignés de nous, pour qu'il nous ſoit facile d'en obſerver tous les traits, avec la derniere exactitude; d'aſſigner avec préciſion, les rapports de toutes leurs parties; de déterminer leur ſituation, & leurs différens mouvemens; de décider ſur leurs qualités eſſentielles, ou reſpectives entre elles, ou rélativement à la Terre. J'admire à ce ſujet, combien nous nous fuyons nous-mêmes; combien nous négligeons la connoiſſance des objets, qui nous intéreſſent bien davantage, & qui nous touchent de ſi près, pour nous occuper de ceux, qui ſont ſi loin de nous.

Leurs mouvemens, & leurs effets ne ſeront jamais aſſujettis à nos deſirs, ni à nos volontés. Auſſi des obſervations les mieux combinées, les plus ſuivies qu'eſt-il réſulté? entre tant de ſyſtêmes, trois ſeulement ſe diſputent la palme, malgré leur incompatibilité. Ils ſont même hériſſés de tant de difficultés, qu'ils ne nous préſentent que des lueurs de vraiſemblance plus ou moins probables.

En portant nos obſervations dans cet eſpace immenſe, qui ſépare le ciel du globe, ſur lequel nous nous promenons, nous y conſiderons l'air, & ſes météores; leurs poſitions, leurs couleurs, leurs figures, leurs mouvemens: nous prévoyons le beau tems, la pluye, les tempêtes, & ce que nous devons en eſperer, ou craindre. Sur ces obſervations les gens de la campagne réglent leurs travaux; &, dans le fond, plus inſtruits que nous, ils ne ſe trompent gueres dans leurs conjectures, fondées, comme les nôtres, ſur les ſignes extérieurs.

Nos regards tombent-ils ſur la terre? au premier aſpect nous décidons que telle partie de ce globe eſt de la pierre; celle-là de l'argile, propre à faire des briques, de la poterie &c. celles-ci de la terre franche, dont la culture donnera des fruits, pour notre ſubſiſtance. Des yeux plus inſtruits, & plus clairvoyans jugent aux ſignes extérieurs, qui caractériſent chaque choſe, que telle maſſe de matiere contient de l'or, une autre de l'argent, ou tout autre métal; que cette croute raboteuſe, informe, & ſans éclat couvre un diamant, cache un rubis; que cette pierre, dont le brillant, & la couleur d'or en imposeroient à des yeux ignorans, n'est qu'une marcassite sulphureuse, absolument dénuée de ce riche métal, qu'elle semble étaler.

Par le secours d'un œil observateur on descend des propriétés reconnues communes à tous les corps jusques aux propriétés particulieres, la couleur, l'odeur, la saveur, la dureté, la légereté, le son &c. On se trompe quelquefois; mais l'erreur a toujours sa source dans le défaut d'expérience, dans la précipitation de nos jugemens, ou dans les illusions que l'art opere, lorsqu'il est parvenu au point de bien imiter la Nature. Il n'en impose cependant jamais à des yeux éclairés, & défians, à un observateur instruit, & attentif.

Que de l'intérieur de la Terre on monte à sa surface; les yeux en y promenant leurs regards, sont frappés de la variété des plantes. On y considere les formes, leur grandeur, les figures de leurs tiges, de leurs feüilles, leurs fleurs, leurs semences. Ces signes extérieurs servent de baze à la distribution, que l'on en fait en différens genres, & especes. Fondés sur des observations, & sur l'expérience, on leur assigne des vertus, des propriétés, d'où resulte enfin la science du Botaniste, ou la science physionomique des végetaux.

Soit par simple curiosité, soit par cet instinct naturel, qui veille toujours à notre conservation, nous ne sommes pas moins portés à connoître cette quantité prodigieuse d'êtres vivans, qui peuplent l'Air, l'Eau, & la Terre. Amis, ou ennemis reconnus de l'homme, pour les faire distinguer comme tels, on leur a donné des noms, pris de leurs figures, de leurs cris, ou du caractere propre à chacun d'eux. Signes extérieurs, caracteres physionomiques, sur lesquels sont établis les premiers élemens de nos connoissances, eû égard à l'histoire naturelle des animaux.

Les loix enfin, la maniere de les pratiquer, & les usages sont la Physionomie d'un État. La Politique est l'art de la connoître: c'est l'étude du monde. Par cette étude bien approfondie, on auroit le génie familier de Socrate. L'attention de ce Philosophe sur le présent, ses réflexions sur le passé, & ses conjectures, qui en étoient une suite, le rendirent plus clairvoyant dans l'avenir, que les plus profonds Astrologues, & plus éclairé dans les choses présentes, que les plus rusés Politiques. L'Histoire même est elle autre chose, que la Physionomie du tems passé?

Faut-il entrer dans le détail des autres sciences, qui s'acquierrent par les yeux & les observations? Je ne le pense pas. Personne ne me contestera que réunies elles ne soient proprement la science physionomique de la Nature. Tout porte à l'extérieur un signe distinctif, un signe hieroglyphique, au moyen duquel un observateur en sçait très bien connoitre les vertus secretes & les propriétés.

Ces sciences, chacune en particulier procurent à l'Humanité de grands avantages; doutera-t-on de ceux, qui résultent de la connoissance de l'individu le plus noble, & le plus parfait, qui soit sur la terre? n'est-ce pas déjà les avouër, que de restreindre à l'art de connoître les hommes, la signification du terme, *Physionomie?* Science, qui sans doute, a pris son nom de l'excellence de son objet, de l'utilité, que l'on peut en attendre ; & de ce que l'homme étant, pour ainsi dire, l'abrégé du grand monde, étudier l'homme, & le connoître, c'est acquérir des connoissances rélatives à tout l'Univers ?

Entrer dans le détail des preuves de cette proposition, ce seroit sortir de l'objet de ce discours. D'ailleurs d'autres en ont fait les frais. Ce ne seroit pas le renfermer dans les bornes de la signification propre du terme Physionomie, & dans la preuve des avantages attachés à la connoissance des hommes ; à cet art, qui apprend à découvrir leurs inclinations, même les plus sécretes, les émotions habituelles de leurs ames, & les effets, qui en réſultent; conſéquemment leurs vertus, & leurs vices.

La Phyſionomie conſiſte dans les traits, les linéamens, la configuration extérieure du viſage, & des autres parties du corps humain, dans ſon maintien, en mouvement, ou en repos.

Conſidérée dans cette varieté presqu'infinie de la combinaiſon des traits, qui compoſent les différentes phyſionomies des hommes, la ſçience phyſionomique ne ſçauroit être l'étude d'un particulier. Un homme vivroit-il autant que durera le monde, il ne lui ſeroit pas poſſible de paſſer en revûë tous les individus de l'humanité. Quand il le pourroit ſeroit-il aſſés clairvoyant, pour ſaiſir tous les traits, toutes les nuances, qui les différencient, & qui font, que l'on n'en trouveroit peut être pas deux, qui ſe reſſemblent parfaitement? Et puis que réſulteroit-il d'une étude auſſi ſéche? l'admiration? nous avons bien plus lieu de nous émerveiller de la différence de viſage du même homme, comme s'il en avoit pluſieurs de rechange, pour en uſer, à la maniere d'un maſque, ſuivant les circonſtances.

Voyez le viſage d'un homme, dont les traits, & les linéamens ſe modelent, s'arrangent ſur les vrais mouvemens du cœur, ſur la ſimple impulſion de la Nature. Conſiderez enſuite le même viſage fardé par l'hypochryſie, par la fourberie, dont les traits ſont affectés, & compoſés pour tromper. Dieu quelle différence?

Mais ſeroit-il avantageux, ou nuiſible de connoître l'intérieur des hommes par ces ſignes extérieurs, de juger de leurs qualités tant bonnes, que mauvaiſes à la ſeule inſpection de leur phyſionomie ? Tous ne ſont pas du même avis ſur cette queſtion ; & je ne ſçai pas trop pourquoi. Je n'y vois que des avantages. Soutenir le contraire, n'eſt-ce pas ſe refuſer au cri, à l'inſtinct de la nature ; contredire ſa propre expérience, celle de tous les hommes, & de tous les tems ? c'eſt avoir oublié, ou vouloir méconnoître les avantages inſéparables des connoiſſances plus étendues des ſécrets de cet Art.

Mr. de Catt a traité cette matiere avec tout l'eſprit poſſible, dans ſon diſcours, qui a été lû dans cette Académie. Mais il a jugé à propos de laiſſer la queſtion indéciſe. Ses raiſons en faveur des avantages, que l'on peut tirer des connoiſſances phyſionomiques, me paroiſſent cependant ſi victorieuses, & les contraires si foibles, que je suis surpris de son indécision. Me seroit-il permis d'ajouter quelques réflexions aux siennes, pour démontrer avec plus d'étendue ces avantages; & d'examiner seulement en passant, le peu de force des raisons contraires?

La Physionomie est un tableau vivant, très expressif, où la Nature, développe, & présente à nos yeux les vrais traits, qui caractérisent chaque homme en particulier. Exemte d'intérêt, & d'ignorance elle exprime toujours le vrai, & le fait percer à travers cette couleur empruntée de la dissimulation, ce masque de la fourberie, sous lequel l'art s'efforce envain de le cacher. Aux yeux d'un homme ordinaire, accoûtumé à être dupe des apparences, ce masque en impose, &

fait illuſion. Aux yeux d'un ſimple obſervateur c'eſt un nuage leger; Mais pour un homme né phyſionomiſte, ce maſque n'eſt qu'une vapeur ſubtile, qui ſe diſſipe à l'approche des rayons lumineux du flambeau de la Nature. En s'évanouiſſant, elle laiſſe voir le vrai dans tout ſon éclat. C'eſt une ombre dans le tableau, qui fait valoir les clairs.

A voir les ſociétés d'aujourd'hui, ne diroit-on pas que les hommes ne s'aſſemblent que pour jouer au Colin-Maillard? Chacun s'empreſſe de mettre le bandeau ſur les yeux de ſon voiſin. On s'exerce, on s'applique à donner le change, pour n'être pas connu. On donne en effet dans le pot au noir; on ſe caſſe le nez dix fois, avant même que d'avoir ſaiſi le premier objet, qui nous tombe ſous la main. Au moment que nous pensons le tenir, il nous échape. Le tenons-nous, quel embarras, quelle difficulté pour réussir à deviner précisément la personne, sous le son de voix affecté, sous les postures grotesques, & sous l'habit emprunté avec lesquels elle se présente?

Voulez-vous deviner juste? apprenez à connoître les hommes. Comme vous ils aspirent au bonheur; mais la plûpart s'imaginent y parvenir avec secours de la fourberie. Les passions, qui les tourmentent, & qu'ils veulent déguiser produisent l'émotion de l'ame. A cette émotion succede le mouvement des esprits, le jeu des ressorts. L'union intime du corps & de l'ame occasionne une succession si promte, & si nécessaire de ces effets, que la volonté même n'en sçauroit arrêter le cours, ou en couper le fil.

Prétendre donc composer son visage, & en former un masque trompeur, qui puisse cacher les mouvemens de l'ame, & du cœur, l'effet des passions, c'est abuser soi-même. Des rayons s'élancent de toutes les parties du visage, & surtout des yeux de celui, que nous observons. Ils portent leur lumiere jusques dans le fond du siege de nos connoissances: le nuage se dissipe, le masque tombe, & le fourbe est à découvert.

Un homme dissimulé veut-il masquer ses sentimens, il se passe dans son intérieur, un combat entre le vrai, qu'il veut cacher, & le faux qu'il voudroit présenter. Ce combat jette la confusion dans le mouvement des ressorts.

Le cœur, dont la fonction eſt d'exciter les eſprits, les pouſſe où ils doivent naturellement aller: La volonté s'y oppoſe, elle les bride, les tient priſonniers; elle s'efforce d'en détourner le cours, & les effets, pour donner le change. Mais il s'en échappe beaucoup; & les fuyards vont porter des nouvelles certaines de ce qui ſe paſſe dans le ſécret du conſeil. Ainſi plus on veut cacher le vrai, plus le trouble augmente, & mieux on ſe découvre.

Conſiderez avec attention Pandol. Il ſe préſente à vous ſous le manteau de l'amitié, pour vous faire ſervir à ſon ambition, ou vous faire dupe de toute autre paſſion, qui l'agitte. Il ſçait bien que ce manteau eſt d'une étoffe très légere, très-claire, qu'il eſt court, & trop étroit. Il fait tout ce qu'il peut, pour s'en couvrir en entier; mais craignant en même tems, que vous ne vous apperceviez de la ruſe, il cherche à diſtraire vos regards, il n'oſe vous enviſager; ſes yeux ne ſe fixent point ſur les vôtres. Si l'effrontiere l'a un peu habitué à ſe vaincre là-deſſus, voyez ſon regard peu aſſuré: conſiderez les nuages, qui ſe ſuccedent dans ſes yeux. Le vrai, qu'il veut cacher, & le faux, qu'il voudroit étaller, y paſſent en revuë & s'y diſputent à qui s'y montrera le mieux. Si vous ne prenez pas mon fourbe ſur le fait, comptez que vous voulez être dupe, ou vous êtes bien fait pour l'être.

Combien donc de grimaces, de poſtures étallées inutilement, pour cacher ſa façon de penſer? ces mouvemens de têtes affectés, ces differentes figures, que les yeux, le nez, la bouche ſe donnent portent à faux. On veut affecter de n'être pas sensible à un injure, pour empêcher celui qui l'a faite, de se précautionner contre la vengeance, que l'on en medite. L'ame émue travaille néantmoins dans l'intérieur: cette insensibilité affectée donnera un air de modestie, fera baisser les yeux; mais la rougeur, compagne de la honte, décellera l'impression, que le cœur a reçue de l'injure. La colere y travaille déjà. Ne pouvant élever les paupieres, comme elle a coûtume de le faire; parce que la dissimulation en bride les mouvemens, l'ame agit cependant; & le cœur fait son office. L'affluence des esprits entrecoupe un peu la parole, enflamme le visage, & donne aux yeux un air de vivacité, qu'ils n'auroient pas, si l'ame étoit véritablement tranquille.

Ce ſont des mouvemens involontaires; mais ils ſont une ſuite des deſſeins de la Nature, qui ne ſe plie jamais entierement aux ordres de la volonté, quand celle-ci veut la contraindre.

La méchanique, que l'ame employe, eſt donc l'agitation des eſprits. Cette agitation produit celle des humeurs, & le mouvement des parties, tant de celles, qui ſont ſoumiſes aux ordres de la volonté, que de celles, qui ne le ſont pas. Celles, qui obéiſſent à la volonté, ne ſuivent ſes ordres qu'à regrêt, lorsqu'ils contrediſent les loix, & les impreſſions de la nature, amie du vrai. Ennemie de toute ſupercherie, elle ne ſe prête jamais de bonne grace aux mouvemens que la fourberie imprime à nos reſſorts. Forcée elle proteſte contre la violence, qui lui eſt faite ; d'où réſulte cet air emprunté, qui dénonce le maſque.

Non, Socrate n'y avoit pas bien réfléchi, quand il déſiroit, que la Nature eût pratiqué une ouverture à la poitrine, vis à vis du cœur des hommes, pour pouvoir y lire leurs penſées, & leurs deſſeins. En pénétrant même juſques dans les plus profonds replis du cœur, qu'y auroient vû les yeux les plus fins? le mouvement des parties, & rien de plus. Il eut fallu raiſonner ſur ces mouvemens, les analyſer, les combiner, pour en tirer des conſéquences ſûres par rapport à la qualité des penſées, ou des ſentimens du moment. L'expérience jointe à une étude conſommée, auroit été abſolument néceſſaire pour débrouiller ce cahos; pour juger avec certitude, de ce qui dévroit résulter du plus ou moins de ces mouvemens, & qui les varie à l'infini.

Socrate eut tout lieu de se convaincre dans la suite, par sa propre expérience, que la nature y a pourvû par un moyen plus abrégé, & plus certain, que celui d'une ouverture à la poitrine. Zopyre le lui prouva; ce Zopyre, qui ne concevoit pas, comment ceux, qui avoient des yeux, ne lisoient pas sur la Physionomie de Socrate, que ce Philosophe avoit beoucoup de penchant aux vices. Socrate de bonne foi avoua que Zopyre disoit vrai; & que c'étoit les réflexions, & la pratique de la Philosophie, qui l'avoient précautionné contre ses mauvais penchans.

Ne seroit-ce pas ce qui auroit engagé Socrate à étudier sa propre phyſionomie dans un miroir, ſoit pour ſe corriger lui-même, en apprenant à ſe connoître, comme dit Séneque, ſoit pour devenir ſçavant dans l'art de connoître les hommes ? L'Hiſtoire nous apprend, que cet art fut en grande recommendation dans l'école de ce Philoſophe, & dans celle de Pythagore.

Les anciens étoient bien plus aviſés que nous à cet égard. Perſuadés des avantages attachés, à cette ſcience, ils donnoient tous leurs ſoins pour l'apprendre auſſi parfaitement, qu'il eſt poſſible. Les Pythagoriciens, ſi nous en croyons Jamblique, n'admettoient dans leur ſocieté, ceux, qui s'y préſentoient, qu'après avoir conſideré leur figure, leurs geſtes, leur démarche, leur maintien; enfin toute l'habitude du corps; afin de pouvoir juger s'ils étoient propres, ou non à y être reçus; & s'ils avoient les diſpoſitions requiſes, pour l'étude des ſçiences. La ſage nature en effet, en bâtiſſant le logement, le pourvoit ſans doute, de tout ce qui eſt néceſſaire à celui, qu'elle deſtine pour l'habiter. Sur ce principe, Socrate rejettoit tous ceux, en qui il ne voyoit pas une aptitude décidée, & un bon naturel. Il devint ſi connoiſſeur en phyſionomie, qu'il prédit à Alcibiade ſa promotion aux plus grandes dignités de la République.

On peut donc acquérir cette ſçience par les obſervations, comme toutes les autres. Mais pour y réuſſir parfaitement, il faut être né Phyſionomiſte, comme il faut être né Poëte. Le ſentiment intime en indique plus, que les régles. L'eſprit humain, dit Ciceron, s'enveloppe ſous des apparences trompeuses, & s'en ouvre comme d'un voile. Le front, les yeux en imposent aux yeux, & le discours simulé aux aux oreilles. Sous ce beau dehors, dit aussi Séneque, est souvent caché un caractere pervers, brutal, & souvent plus féroce que celui-même des bêtes.

Quelquefois aussi un visage, dont les traits en genéral ne flattent pas l'œil du spectateur ordinaire, & peu attentif, présente à celui, que la nature éclaire, des traits caractéristiques d'un brave homme, d'un homme fait pour la société. Les premiers en seroient la peste, si leurs figures perfides trompoient tout le monde; mais heureusement le voile tombe, dès que le Physionomiste le considere de près. Bel Enfant, disoit Virgile, n'ayez pas trop de confiance dans votre beauté;

nous n'en ſommes pas la dupe : nous découvrons ſous cette belle apparence, le peu que vous vallez.

Dans le choix que les Gymnoſophiſtes faiſoient des hommes, pour leur mettre la couronne ſur la tête, ils n'avoient égard ni à la nobleſſe du ſang, ni aux richeſſes, ni à la puiſſance, dont les hommes étoient pour le moment, en poſſeſſion. Ils donnoient la préférence à ceux, dont la phyſionomie étoit la plus avantageuſe, la plus belle, dont tous les membres étoient bien proportionnés ; dans la conformation deſquels on eût dit que la Nature avoit paru ſe complaire. Ils s'imaginoient qu'elle avoit infuſé dans ceux, qu'elle avoit ainſi favoriſés, un principe de vertus, de bonnes qualités, d'excellence, qu'elle n'avoit pas departi à ceux, qu'elle avoit disgraciés. Ne diroit on pas en effet, que cet accord des parties, ces traits faits pour charmer, annoncent un germe de vertus, qui ne demande qu'à se développer; qu'à porter tous les fruits avantageux à la société, qu'elle a droit d'en attendre?

Chez les Spartiates, on ne confioit pas l'éducation des enfans à leur pere. On les faisoit élever aux dépens de la République, dans un lieu, où avant que de les admettre, on les examinoit très-scrupuleusement. Ceux, dont la figure promettoit beaucoup; dont le corps étoit robuste, & vigoureux, ceux en un mot, qui méritoient les suffrages des Physionomistes préposés à cet examen, y étoient élevés, avec tous les soins possibles. Les enfans foibles, ou difformes, ceux, dont les traits annonçoient un mauvais caractere, étoient précipités dans le Taygete comme des ſujets, qui deviendroient à charge à eux-mêmes, & pernicieux à la République.

Exiſter eſt un grand bien; mais exiſter à la charge de ſoi-même, & au déſavantage des autres, eſt le plus grand des maux. Exiſter iſolé, ce n'eſt pas ſentir ſon exiſtence *væ ſoli.* Il faut exiſter heureux. C'eſt l'objet que les hommes ſe propoſent, le but auquel ils aſpirent tous, & que chacun cherche par la voye, qu'il croit la plus propre à l'y conduire.

L'Homme eſt donc fait pour la ſociété; & aucun animal n'eſt plus ſocial, ni moins ſocial que l'Homme. Les uns font tout l'agrément de la ſociété, les autres toute l'amertume. La plûpart de ceux-ci reſſemblent à des pillules dorées, qui contiennent un poiſon mortel ſous cette enveloppe trompeuſe. On le ſçait; on s'en défie quelquefois; mais ce n'eſt pas aſſez. Mettez-vous en état d'analyſer ces pillules vous en découvrirez bientôt le le poiſon. Eſt-il un homme, qui puiſſe ſe flatter de n'y avoir pas été ſurpris? qui n'ait pas lieu de ſe plaindre, de s'être trompé dans le choix, qu'il a fait de ceux, avec leſquels il s'eſt lié de ſociété? Ignore-t-on que, dans le grand nombre, il en eſt plus, dont le commerce eſt perfide, déſavantageux, qu'il n'en eſt, dont on puiſſe eſpérer la douceur, & les agrémens de la vie? non: on avoue même l'embarras, où l'on ſe trouve, quand il faut faire le choix d'un petit nombre de perſonnes, dont la fréquentation ne traîne pas à ſa ſuite la triſteſſe, le chagrin.

Avoir des amis, mais de vrais amis, voilà la félicité de la vie. L'expérience nous prouve, que nous courons ſans ceſſe après ce bonheur, & que bien peu l'atteignent. Le tiers de la vie s'eſt écoulé, avant que l'on ſoit en état d'ouvrir les yeux, ou d'en ouvrir d'aſſez clairvoyans ſur les objets de notre choix. L'autre tiers ſe paſſe à étudier, à éprouver ceux, à qui nous avons donné la préferance. Heureux encore celui, qui devient prudent, & ſage, à force d'avoir été dupe! Le grand nombre de ceux, qui nous ont trompés, nous habitue à une déplorable incertitude, qui nous tient toujours en l'air, & nous empêche de former aucune intimité.

Ayez, nous dit-on, trois choſes toujours ouvertes pour vos amis, ſçavoir la bourſe, le cœur, & le viſage; mais aſſurez-vous de leur fidélité. Ce dernier avis eſt de la premiere importance, & le ſera toujours, tant que dans la vie civile; l'art de tromper ſera partie de l'éducation. Comment donc trouver ſon bonheur dans la ſociété? à conſidérer combien les hommes ſont eſclaves de leurs paſſions, combien ils ſont ambitieux, & ſordidement attachés à leurs intérêts, on trouvera, que la maxime, dont je viens de parler, a bien ſon mérite. Elle doit être la reſſource au moins de ceux, qui n'ont pas le tact aſſez fin, pour connoître les hommes à la phyſionomie.

Cependant mettre les hommes à de fortes épreuves, pour les connoître parfaitement, n'eſt pas, à mon avis, un moyen auſſi infaillible, que le penſe Mr. de Catt. Si le fourbe a de l'eſprit, il ſentira qu'on veut l'éprouver, il éventera la mine, & ne ſe démentira pas. Preuve bien ſenſible de la néceſſité, & des avantages de la ſçience phyſionomique.

Mais la connoiſſance la plus parfaite des Phyſionomies, ajoute Mr. de Catt, ne diſpenſeroit pas de ces épreuves. Le croira-t-on, ſi on la ſuppoſe parfaite? c'eſt l'imperfection, qui réſulte de l'inaplication à cette ſçience, & de ſon non uſage, qui rend ces épreuves néceſſaires. Car ſi elle devenoit auſſi à la mode, que l'art de maſquer ſes ſentimens; & qu'elle fut pouſſée auſſi loin, qu'elle peut l'être, l'art de ſe déguiſer tomberoit de lui-même; ſa pratique deviendroit inutile, & les épreuves ſuperflues. On ne verroit pas, comme le dit très bien le même auteur, l'homme de probité, obligé de juſtifier ſon titre, par des actions ſuivies, dont ſouvent on ne lui fournit pas les occaſions. En attendant le particulier, & le public ſont privés des ſervices, qu'un honnête homme leur procureroit.

Pour ſe bien conduire aujourd'hui dans la vie civile, il faut beaucoup de prudence : & cette prudence, dit-on, conſiſte autant à cacher ſes deſſeins, qu'à pénétrer ceux des autres. Étrange maxime! faite pour la honte des hommes, qui ſe prétendent civiliſés. La conduite dans le commerce du monde, n'eſt elle donc qu'une chaſſe de ruſe, où l'on cherche toujours à tromper, ou à ſurprendre!

Je vous plains, vous que la ſincérité, & la franchiſe accompagnent par tout. Je vous plains d'être obligés de vivre avec ces loups, & ces renards couverts de la peau de l'agneau, ſi vous n'apprenez à les connoître ſous ce déguiſement. Vous, qui avez été ſi ſouvent la victime de ce maſque trompeur, dites-moi s'il eſt avantageux d'apprendre l'art de connoître les hommes à leur phyſionomie? Hommes vrais, vous n'avez pour vous que la ſatisfaction de ſentir, & de ne pas éprouver combien il doit en coûter à un homme, & quel tourment ce doit être pour lui d'avoir toujours l'eſprit tendu, l'imagination aux champs, & toutes ſes facultés à la torture, pour réuſſir à cacher ſes ſentimens, & à demaſquer ceux des autres. Triſte néceſſité, que celle de paſſer ſa vie au milieu de tant de maſques! On y apprend à ne ſe fier qu'à ſoi, à n'aimer que ſoi: on devient inſenſible ſur le ſort des autres; on quitte les hommes le cœur vuide d'amitié, de cette affection, ce lien des cœurs, qui fait le bonheur de l'humanité. On les quitte l'esprit peu satisfait de leur commerce; & l'on meurt enfin isolé, & aussi oublié, que si l'on avoit pas été du nombre des vivans.

L'homme étant essentiellement fait pour la societé; & la nature ayant placé le bonheur de l'homme & dans l'union des cœurs, qui fait le lien de la société, pourquoi tant d'hommes entendent si peu leurs véritables intérêts, que les uns fuyent, & que les autres travaillent sans cesse à rompre, à détruire, à anéantir cette union, cet accord de sentimens, & d'actions, qui en fait la base l'agrément, & la douceur? Vous, qui fuyez ce semble la société, je vous le pardonne. Vous vous en éloignez sans doute, par haine pour la fourberie, & la dissimulation. Non, ne la fuyez pas: hors d'elle point de félicité. Le mal, que vous fuyez, n'eſt pas ſans remede. Il en eſt un ſpécifique, l'art de connoître les hommes aux traits de leurs viſages. Apprenez cet art: arrachez ce maſque perfide; & qu'il ne reſte à celui, qui le portoit, que la honte d'en avoir fait uſage. Sincérité, franchiſe, fruit précieux de l'art de dévoiler les hommes, réduit en pratique, vous reviendriez habiter parmi nous: vous formeriez, vous cimenteriez cette union, cet accord de ſentimens, & d'actions, qui font le bonheur de la vie!

Il y a tant de plaiſir à faire du bien, à ſentir, à reconnoître celui qu'on reçoit; tant de contentement à marcher tête levée, à ſuivre les mouvemens d'un cœur droit, à pratiquer la vertu, à être doux, humain, tendre, charitable, franc, ſincere, compatiſſant, généreux, que tous les hommes s'empresseroient de le devenir, si les chemins étoient ouverts pour cela, s'il étoit permis, & nullement dangereux de se montrer tel, que l'on est, dans le commerce du monde. On le deviendroit en effet, si la dissimulation en étoit bannie.

Voulons-nous donc vivre heureux, au moins le dernier tiers de notre vie? apprenons à connoître sous ce masque de faux, le vrai, qui en fait la doublure. Je l'ai dit, elle se montre toujours par quelqu'endroit. Et puisque rien ne nous intéresse tant que notre propre bonheur, rien ne peut nous intéresser davantage, que cette connoissance. Imitons les anciens au moins en cela. Avant tout ils se proposoient la connoissance non de l'homme comme homme; elle n'auroit eu pour l'objet que l'humanité en général; ni celle de l'homme comme individu animal, en égard à ses infirmités, ou à ses perfections corporelles; mais celle de l'homme, comme membre de la société, pour laquelle l'homme a été fait; au bonheur duquel tous les autres de la même société doivent concourir, comme il doit travailler de son côté à procurer celui de ses semblables.

Soyons persuadés, comme les anciens, des avantages, qu'il y a à sçavoir dire sur l'inspection des traits de la physionomie, voila un Thersite, ou un Hector, un Catilina, ou un Fabius. Faute de cette connoissance, combien de fois sommes-nous exposés à prendre pour nos amis les plus attachés, & les plus fideles, des Thersites impudens, des Ulysses rusés, des

Catilinas turbulens, & ſédicieux? Voyez le ſort de cet homme, qui, pour être privé de cette connoiſſance, n'a pour amis que cette foule d'eſprits rampans, & mercennaires, qu'il ne doit qu'à ſa fortune: amis laches, qui l'ennyvrent tous les jours par l'encens, qu'ils lui prodiguent, & l'empoiſonnent par leurs complaiſances affectées. Voyez le triſte avenir, qu'il ſe prépare, ſi la fortune ceſſe de le regarder de bon œil.

Convenez avec moi, qu'il eſt bien avantageux de connoître les hommes, ſans avoir acquis cette connoiſſance aux dépens de ſa tranquillité, & ſans avoir fait la triſte expérience de la fourberie de ceux, qui ſouvent n'ont d'autre mérite, que celui de ſçavoir déguiſer leurs véritables ſentimens.

Hommes vicieux, qui faites consister votre bonheur à vous ennyvrer d'adulations. Homme de peu de génie, & de talens, qui sçavez si peu estimer les choses ce qu'elles vallent, ouvrez enfin les yeux: connoissez ceux que vous fréquentez, pour ce qu'ils sont; & mettez vous à l'abri du mépris, que vous & eux méritez à si juste titre.

Le desir de mériter l'estime, & l'amour des hommes est né avec nous. Il nous rend sociables; il nous apprend, que si l'homme doit sentir une injure, l'homme sage ne doit pas se contenter de la dissimuler; mais la pardonner. Il nous rend bienfaisans, complaisans; mais jamais ce ne doit être jusqu'à la flaterie.

Quel Prince ne sçait pas dès son enfance, qu'il est Prince? Les Adulateurs ne cessent de lui répetter, qu'il est fait pour commander aux hommes. Il est environné de gens, qui lui crient perpétuellement aux oreilles: Tout est à vous. En voit-il, qui le fatiguent, pour lui dire trop souvent: votre personne est à l'état; votre tems est au public. Vous ne serez estimé, & aimé, qu'autant que vous ferez le bien, & le bien de votre Peuple. Vous ne pouvez pas tout sçavoir, ni tout faire. Pour votre honneur, & pour le bien de votre état, choisissez-vous des Ministres; mais des Ministres sinceres, fideles, intelligens? Heureux le Prince, qui en a de tels? Mais comment faire ce choix? comment les démêler dans ce nombre de flatteurs, qui l'assiegent continuellement; qui ne s'occupent jour & nuit qu'à masquer la vérité, & à éloigner du Thrône ceux, qui pourroient en devenir l'appui ? Aristote en sentoit si bien l'embarras, & la difficulté, qu'il recommandoit à Alexandre d'avoir recours à l'art de connoître les hommes, par leur physionomie. Ne seroit-ce pas dans cette vûe, que l'on constituoit autrefois dans la cour des Rois, des gens pour examiner les personnes; discerner les esprits; & rendre un compte fidele de leurs observations? Aristote dans son traité de la politique, exhorte à choisir des Magistrats, dont la figure soit noble, & prévenante. Dans un autre endroit, il conseille de fuir le commerce de ceux, qui sont disgraciés de la Nature, ou marqués de quelques signes extraordinaires. Delà sans doute, le proverbe:

Distortum vultum sequitur distortio morum,

Et cette maxime d'un Poëte Grec:

Pes tibi quod claudus, quod clauda per omnia sit mens.
Interius retegunt extera signa malum.

Ces proverbes ne sont pas toujours vrais. Socrate nous prouve par sa figure, qu'il ne faut pas toujours juger défavorablement des personnes, sur leur physionomie peu flatteuse, & peu prévenante au premier coup d'œil. Écoutons Rabelais dans son prologue de la vie de Gargantua: „Tel au dire „d'Alcibiade, étoit Socrates, parce „qu'en le voyant au dehors, & l'esti- „mant par l'extérieure expérience, n'en „eussiez donné un coupeau d'oignon, „tant laid il étoit de corps, & ridi- „cule en son maintien: le nez poin- „tu, le regard d'un taureau, le vi- „sage d'un fol; simple en mœurs, ru- „stique en vêtemens, povre de fortu- „ne, infortuné en femme, inepte à

„tous offices de la République; toujours riant, toujours beuvant, toujours se gabelant, toujours dissimulant son divin sçavoir. Mais ouvrant cette boëte, eussiez trouvé une céleste, & impréciable drogue, entendement plus qu'humain, vertu merveilleuse, courage invincible, sobresse non pareille, contentement certain, assurance parfaite, déprisement incroyable de tout ce pourquoi les humains tant veillent, tant courent, travaillent, navigent, & bataillent."

Aucun homme cependant, dit Aristote (2. priorum) n'a un penchant, que la nature n'aît scellé par un signe extérieur, & visible sur son corps &c. (lib. de physiogn. Cap. 1.) Il n'est pas plus difficile de connoître les hommes à l'inspection des traits de leurs visages, que de juger de la qualité des chevaux, & des chiens de chasse. Aussi les hommes ne diffèrent-ils pas par la forme essentielle à l'homme; mais par des signes accidentels. Cette différence suffit pour juger de celle de leurs penchans; & conséquemment de leurs mœurs.

Il y a un rapport immédiat, & déterminé entre les émotions de l'ame, & les mouvemens du corps, qui en sont la suite; puisque les effets ont ce rapport avec leurs causes. Ces mouvemens du corps sont donc l'image des émotions de l'ame, des impressions, qu'elle reçoit, & des agitations, qui en sont une suite.

Le cœur est le principal organe de l'appétit sensitif, le cerveau l'est de l'imagination. L'idée du bien, que nous desirons, se forme dans celle-ci. Les esprits, que l'ame envoye au devant de ce bien, partent du cœur, & ſont portés au lieu où elle voit ſon objet. Arrivés au cerveau ils en agitent les fibres. Ces fibres communiquent leur mouvement aux nerfs, ces canaux ſi déliés, qui y prennent leur origine, aux muſcles, reſſorts de toute la machine. Ceux du viſage étant les plus délicats, ils ſont ſenſibles à la moindre impreſſion.

Quelque ſécrets que ſoyent les mouvemens de l'ame, quelque ſoin que l'on prenne, quelqu'effort que l'on faſſe pour les cacher, à meſure qu'ils ſe forment, ils cauſent une altération ſenſible ſur le viſage. On a beau le compoſer, l'ame, ſans s'appercevoir même de ce qu'elle fait, diſpoſe les traits, & les parties, de maniere, que par le maintien, & la contenance on peut juger de ce qui l'occupe.

L'entendement, cette faculté, dont l'action est si tranquille, ne sçauroit agir, sans que les sens ne soient de la partie. Se recueille-t-il en lui-même, réfléchit-il sur ses idées, le regard devient fixe; les yeux sont ouverts, & ne considerent pas; l'oreille semble avoir perdu la faculté d'entendre; tous les sens sont dans le silence, & l'inaction; leurs fonctions sont suspendues, comme s'ils craignoient de distraire l'ame de son opération.

Dans l'accès des passions, les muscles du front, & de tout le visage, étendus sous la peau, se roidissent, ou se relachent suivant les mouvemens que les esprits, & les nerfs leur impriment. Ces contractions des muscles forment des sillons, ou linéamens à la peau, qui deviennent plus sensibles, à mesure que la contraction est plus répetée. Chaque paſſion a ſa contraction particuliere pour s'exprimer. C'eſt ſur cela que les Peintres ont formé leurs principes d'Iconologie, & ce que l'on appelle les *caracteres des paſſions*. Ces altérations, ou changemens de maniere d'être des parties, cauſés par les émotions de l'ame, ſont auſſi ce que l'on appelle, *caracteres phyſionomiques*, dont l'aſſemblage compoſe le tableau, l'image, des paſſions, & des penchans; le miroir, qui les préſente à nos yeux.

Il eſt naturel à l'homme, comme à tous les animaux, d'avoir un penchant, que l'on appelle *inclination*, dans les hommes, & *appétit* dans les animaux. Le colérique eſt porté à la colere, le ſanguin à la joye, le mélancolique à la crainte, le phlegmatique à l'indolence, & à la pareſſe.

Ces penchans ſont dans les hommes, les ſemences des paſſions, qui les tyranniſent, ou des affections, qui les occupent. Auſſi voyons nous que la plûpart des hommes ſe laiſſent emporter, comme les Bêtes, à l'impétuoſité de leurs appétits déſordonnées. Mais les gens ſages, dira-t-on, les gens réfléchis ſe laiſſent conduire à la raiſon; Elle vient au ſecours des foibleſſes de l'humanité; elle appaiſe les mouvemens du cœur, d'où partent les eſprits, principe du mouvement de tous les reſſorts. L'éducation corrige auſſi les paſſions. Non, diſons mieux, la raiſon, & l'éducation en brident les fougues, & les fureurs; mais elles n'en détruiſent pas le germe. Il ſe développe malgré la Philoſophie même. Pour les paſſions c'eſt un frein, au moyen duquel on les guide, comme l'on en met un par précaution, au cheval le plus doux; parce qu'on en craint les emportemens. La raiſon vient toujours un peu tard. L'arbre a pris ſon plis; le fruit, qu'il portera, conſervera toujours quelque choſe de ſa figure naturelle, de la ſaveur de la ſeve, malgré l'ente, que l'on y a inſérée. La raiſon eſt comme Neptune, qui ſort de deſſous les vagues irritées de la mer, ſujette à ſon empire. Il appaiſe les vents déchainés, calme les flots; mais aux débris des vaiſſeaux, aux cordages rompus, ou dérangés, on voit des triſtes effets de la tempête. On ſçait même très-bien que malgré le calme, les flots s'irriteront au premier vent, qui ſe déchaînera.

De même aux traits, aux linéamens formés par l'impulſion des eſprits, excités par les passions, on juge, & l'on peut assurer, que telle passion, telle vertu, ou tel vice ont dominé dans la personne, qui en affiche l'étiquette; & que ces passions se réveilleront à la première occasion; que la personne sera ce qu'elle a été. *Simia semper simia.*

Nous aimons la liberté de nos passions, & le cœur est la partie de l'homme, qui soufre moins patiemment la servitude. On peut le gêner dans la libre manifestation de ses mouvemens: il n'en agit cependant pas moins dans l'intérieur. Mais quoique le visage soit le tableau, où les passions sont peintes avec leurs couleurs naturelles, & leur propre caractere, il doit cependant moins occuper les yeux, que l'esprit du spectateur. Il donne plus de choses à penser, qu'il n'en présente, surtout dans ceux, qui ont appris à le composer.

Ce qui frappe dabord à l'aspect d'une personne, que nous voyons pour la première fois, est la ressemblance, ou la difference des traits de son visage, avec les traits de quelqu'un, qui nous est connu. On passe assez légerement sur cette observation, si l'objet n'a pas des traits de ressemblance assez marqués, pour nous rappeller l'idée de quelqu'un de notre connoissance. Sans réflexion décidée on court tout de suite au jugement, que les traits physionomiques de la personne nous dictent; & nous nous décidons, sans y trop penser, à avoir pour elle du penchant, ou de l'éloignement, ou enfin de l'indifférence; tant est naturelle en nous la science de la physionomie: comment ne seroit-elle pas d'un grand avantage à l'homme?

La Nature pouvoit-elle se dispenser de nous faire ce présent, en nous donnant cet instinct, cet appétit, qui nous porte sans cesse à nous approcher du bien, ou de tout ce qui peut contribuer à notre conservation, & à nous éloigner du mal, ou de tout ce qui peut concourir à la destruction de notre être? Nous sommes perpétuellement environnés de gens, qui croyent avoir intérêt, ou de nous obliger, ou de nous nuire. Comment les distinguer? La nature y a pourvû.

Entrons dans un cercle. Deux personnes à nous inconnues, y controversent sur quelque matiere. Ne sommes-nous pas tout à coup décidés sans réflexion, en faveur de l'une & au désavantage de l'autre? Est-ce l'effet de la sympathie, ou du talent, que nous avons reçu de nature, pour connoître les hommes, & pénétrer leurs ſentimens, à l'inſpection de la phyſionomie? Peut-être eſt-ce l'effet de l'un & de l'autre. Toujours eſt-il vrai, que ſi nous n'avions ni yeux, pour conſiderer leurs perſonnes, ni oreilles, pour entendre leur voix, la ſympathie n'auroit pas lieu dans cette occaſion. C'eſt donc par la connoiſſance innée de la phyſionomie, que nous avons porté notre jugement ſur les rapports avantageux ou nuiſibles, que les perſonnes conſidérées ont été cenſées avoir avec la conſervatiou de notre exiſtence. De la comparaiſon, que nous avons faite, ont réſulté d'un côté le plaiſir, la ſatisfaction à voir, à deſirer l'objet, pour lequel nous nous ſentons du penchant; de l'autre le déplaiſir, & l'averſion contre celui, pour lequel nous éprouvons de l'éloignement. Ceci, soit dit en passant, n'expliqueroit-il pas ce prétendu *Je ne sçais quoi*, d'où naissent, dit-on, l'amour, la sympathie, & leurs contraires ?

Il semble que les caracteres des hommes, leur esprit, leur façon de penser, le bien, & le mal, qu'ils peuvent nous faire, soient écrits sur leurs visages. Les uns ont des traits si frappans de grandeur, de bonté, de clémence, de bienfaisance, d'humanité, que nous ne les considerons pas sans plaisir : nous ambitionnons d'être liés de société avec eux ; nous leur voulons du bien ; nous prendrions volontiers leurs interêts comme s'ils nous étoient personnels, au point même de nous chagriner, s'ils venoient à n'avoir pas la victoire sur leurs adversaires.

Si au contraire nous appercevons dans la physionomie de quelqu'un des traits, qui ne nous flattent pas, tout aussitôt la prévention contre lui s'empare de nous: nous en détournons les yeux comme d'un objet capable de nous nuire; nous lui portons une haine secrete; & pour rien nous lui souhaiterions infortune & misere.

Les préjugés de la jeunesse influent beaucoup, dit-on, dans nos jugemens, Un Précepteur dur donne de l'aversion pour lui aux enfans, & pour tous ceux, qui ont sa physionomie. Cela doit-être; & ce n'est pas l'effet du simple préjugé, mais des connoissances naturelles, que tous les hommes ont des physionomies. Les mêmes traits, qui formoient celle du Précepteur dur, & severe, sont une étiquette, qui annonce un caractere semblable dans tous ceux, qui lui ressemblent. Ainsi les mêmes raisons, qui donnoient de l'aversion pour le premier, doivent faire concevoir de l'éloignement pour les autres.

Ce présent de la nature est d'un grand avantage; mais combien peu d'hommes sçavent en user à propros! quelques uns ont été favorisés de ce don dans presque toute sa perfection (*). De leurs yeux partent des rayons de lumiere, qui éclairent les plus petits replis des cœurs. Ils y voyent di-

(*) Jules-César Scaliger avoit une admirable sagacité à connoitre les mœurs, & les inclinations des hommes, à leur air, & aux traits de leurs visages. Il ne s'est presque jamais trompé dans le jugement, qu'il en portoit. Eloges des sçavans, tirés de l'Hist. de Mr. de Thou. part. I.

Matthieu Tasurius de Soleto excelloit tellement dans ce genre de connoissance, qu'il étoit la terreur des uns, l'admiration, l'étonnement des autres. On a mille autres exemples de cette espece.

ſtinctement ce qui s'y paſſe: & ſont, pour ainſi dire, comme la divinité, ſcrutateurs des cœurs.

Triſte avantage, dira peut-être quelqu'un. Ils y voyent plus de mal que de bien, plus de choſes chagrinantes qu'agréables, plus de perſonnes à fuir, qu'à rechercher. Trop clairvoyans ſur les défauts des hommes, ils les déteſteront. Ils n'en trouveront presque aucun dignes de leur attachement. Fi donc d'un tel avantage, qui réduiroit la ſociété presqu'à rien. Il faut vivre en ſociété, puisque l'homme eſt fait pour elle; par conſéquent prendre le tems, comme il vient, & les hommes, comme ils ſont.

Voilà préciſément à quoi ſe trouvent réduits ceux, qui n'ont reçu de la nature que la connoiſſance générale de la phyſionomie. c'eſt le raiſonnement de ceux, qui ignorent les avantages inséparables de cette connoiſſance, donnée dans ſa perfection par la nature, ou acquiſe par l'étude.

Mais ſi on leur indiquoit les moyens de ſe précautionner contre les dangers, qui les menacent au milieu des loups couverts de peaux d'agneaux, préfereroient-ils de croupir dans cette ignorance? non, je ne le crois pas. A moins qu'ils ne ſoient brouïllés avec le bon ſens, ils conviendront, que l'art de connoître les hommes à l'inſpection de la phyſionomie, eſt mille fois préférable aux connoiſſances, que l'on pourroit acquérir à ſes propres dépens, par la funeſte expérience, qui fait de celui, qu'elle inſtruit, la victime de la fourberie, & de la méchanceté.

J'arrive dans un pays. Je n'y connois perſonne: ou, ſi j'y connois quelqu'un, c'eſt ſeulement ſur le rapport d'autrui. L'intérêt, la crainte, ou tout autre motif peuvent très-bien avoir dicté les diſcours, que l'on m'a tenus en faveur de l'un, ou au déſavantage de l'autre. Qui de nous ne l'a pas éprouvé? Je dois donc m'en défier: par prudence, je ſuſpendrai mon jugement. A qui aurai-je recours, pour diſcerner ceux, qui méritent ma confiance, & mon attachement?

Il y a des vertus, & des vices rélatifs aux climats, aux loix, aux uſages. Si j'en ſuis inſtruit, ils ne me ſurprendront pas; je ſçaurai bien quel parti prendre à cet égard. Mais le vice proprement dit, craint la lumiere. C'eſt un Prothée, qui prend tous les jours de nouvelles formes pour tromper. Cependant ſon empire n'eſt pas univerſel; par tout on rencontre des hommes, & des hommes, qui font honneur à l'humanité; des hommes nés pour la société; pour jouir de tous ses agrémens, & pour faire la félicité de ceux, qu'une heureuse étoile a lié de commerce avec eux. Naturellement je suis porté à fuir le vicieux; parce qu'il travaille à me nuire: je cherche le vertueux; il fait le bonheur de ma vie. A quoi reconnoîtrai-je l'un & l'autre? La nature a donné à l'homme la langue, la voix, le geste, pour être les interprêtes de ses pensées. Mais de peur qu'il n'en voulût changer la véritable destination, elle y a pourvû, en faisant parler en même tems son front, ses yeux, & les autres traits de son visage, pour démentir le geste, la langue, & la voix, quand ils ne seroient pas fidéles.

Mais ſi je n'ai pas le bonheur d'être du petit nombre de ceux, qui ont le coup d'œil aſſez fin, pour ſentir le vrai au premier aſpect de la phyſionomie; pour ſaiſir à l'inſtant le fond du caractere de celui, que je conſidere, qu'elle ſera ma reſſource? faudra-t-il m'en rapporter aux diſcours avantageux, ou déſavantageux, que l'on m'aura tenu des perſonnes? Établirai-je mon jugement ſur l'impreſſion, qu'ont coutume de faire la laideur, & la beauté? l'expérience a prouvé qu'il n'y a rien de ſi trompeur. La difformité du corps eſt de mauvais augure dans l'eſprit de bien du monde. On regarde ceux, qui ſont diſgraciés de la nature, comme des gens à éviter. A-t-on toujours raiſon? Il eſt facheux ſans doute, d'être né ſans certains agrémens, ou avec ces incommodités, contre lesquelles le préjugé indiſpoſe les eſprits ; mais il n'eſt pas moins facheux de voir les hommes être tous les jours les dupes de leurs préventions ; & de leur voir attacher tant de prix au léger avantage d'une figure agréable.

Combien en effet, voit-on de perſonnes, dont malgré l'irrégularité des traits, la phyſionomie a des appas ; préſente quelque choſe, qui attire, qui gagne les cœurs quand on les conſidere attentivement ? combien d'autres au contraire avec des traits compoſés, & faits les uns pour les autres, ne cauſent qu'une admiration ſtérile, un extaſe, & ſouvent même une indifférence, qui touche à l'averſion ? Eſt-ce donc ſur la forme de l'oeil, que j'établirai mon jugement ? Je ſçai bien que l'œil n'eſt reputé beau, qu'autant qu'il eſt bien fondu, bien ouvert, bien enchaſſé, & qu'il aura toutes les proportions requiſes. Mais eût-il tout cela, il ne ſera pour moi qu'un bel œil de ſtatue, s'il n'eſt animé; ſi les eſprits, qui s'y portent, & y donnent la vie, n'y ſont envoyés par l'effet d'une paſſion douce, & bienfaiſante. Le plus bel œil eſt affreux, quand la vengeance l'anime, quand la colere l'inflamme, quand le déſeſpoir l'éteint, ou que la fourberie, & l'envie de nuire en terniſſent l'éclat, en chaſſent la douceur, & en troublent le gratieux.

Apprenez donc à connoître les hommes, & ne vous laiſſez pas entraîner au torrent de ces petits eſprits, de ces eſprits frivoles, qui donnent tout aux apparences; & placent le mérite dans les agrémens les moins ſenſibles aux yeux du ſage.

Celui, qui ſçait penſer, ſans avoir été pleinement favoriſé, des connoiſſances naturelles de la phyſionomie, ne ſe laiſſe pas ſurprendre à un extérieur, qui au premier coup d'œil, peut en impoſer, & faire illuſion, ſoit en bien, ſoit en mal. Les rapports lui ſont ſuſpects. Il veut juger avec connoiſſance de cauſe. Le premier coup d'œil m'en a cependant toujours plus appris, que tous les rapports. J'ai ſouvent appellé de mon premier jugement à l'expérience: j'ai ſuivi de près les perſonnes, & bien des années; leur conduite a juſtifié la premiere impreſſion, que leur phyſionomie avoit faite ſur moi, quoique ſouvent contraire aux idées, que l'on avoit voulu me donner de ces perſonnes. N'avons-nous pas ce talent? Si nous nous laiſſons prévenir, que ce ſoit en bien, & laiſſons à l'expérience le ſoin de nous guérir de cette prévention; ou apprenons l'art de connoître les hommes.

Autre embarras, autre incertitude. Pourquoi la phyſionomie de la même perſonne plait-elle aux uns, & déplait-elle aux autres? S'il eſt vrai que ſes traits annoncent ſon caractere, ils devroient faire la même impreſſion ſur tous les ſpectateurs. Point du tout: & voilà préciſement ce qui prouve la néceſſité d'apprendre à connoître les hommes par la phyſionomie. Le jugement, que l'on porte, dépend de la maniere de les enviſager, de les conſiderer. Celui-là porte plus d'attention, ou de meilleurs yeux, pour ſaiſir dabord les rapports des traits, avec ce qu'ils annoncent. Celui-ci voit en étourdi; juge précipitamment, & ſans connoiſſance de cauſe. Un rien décide alors la façon de penser à l'avantage, ou au désavantage. Le germe de la science physionomique se développe; mais mal guidé, il prend une route contraire à celle que la nature lui avoit destinée. Aussi reconnoissons-nous souvent notre erreur. La fréquentation des personnes nous fournit l'occasion de les examiner de plus près: Nous découvrons dans cette figure, qui nous avoit déplu, & rebutés, des traits, qui flattent notre imagination.

Il y a donc dans l'ame ce germe de l'art de connoître les hommes, dont on fait usage sans réflexion; connoissance, d'où naît le plaisir, que nous trouvons à voir certains objets; & l'aversion, qui nous éloigne de quelques personnes, après les avoir considérées. C'est par là que la nature nous inspire des idées agréables, &

nous dicte des jugemens utiles à notre conſervation, avant même que nous y ayons réfléchi. Développons ce germe; ajoutons y nos réflexions; dirigeons-les ſur les régles de la ſçience phyſionomique, que la nature, & l'expérience nous ont appriſes. Nous y trouverons la route du bonheur, qu'une liaiſon aimable, une charmante ſociété procure à tous ſes membres.

Si cette ſçience nous apprend à voir l'homme avec ſes infirmités, elle nous le montre auſſi avec tous ſes avantages; ceux-ci faits pour notre félicité; celles-là pour remplir nos jours d'amertumes. Sentons au moins une bonne fois combien il eſt intéreſſant pour nous de prendre les moyens de ne pas nous tromper dans le choix. A chaque pas notre aveuglement volontaire nous fait heurter contre des vases, qui regorgent de cette amertume; pendant que nous pourrions marcher les yeux ouverts, voir, distinguer les objets capables de nous procurer du plaisir, & de la satisfaction; féconder, faire valoir les talens de ces gens vertueux, écrasés sous le poids de la misere, & de l'infortune; les mettre dans la jouissance des biens faits pour eux; & qui font l'appanage des méchans. On ne verroit pas vivre, & mourir dans l'obscurité tels, qui auroient brillé dans les plus hautes places.

Les vices, & les vertus, les goûts & les talens ont, dit-on, par eux-mêmes quelque chose de commun avec la constitution de nos corps. L'ame n'agit & n'est affectée par les objets extérieurs, que par la médiation des organes, dont la différence constitue celle des caracteres. Il eſt donc poſſible de pénétrer les diſpoſitions de l'eſprit, & du cœur des hommes par les ſignes extérieurs.

En effet il n'eſt aucune paſſion, que les yeux ne décelent. *Taciti oculi mentis fatentur arcana.* En certaines perſonnes elle eſt ſi manifeſte, que même les enfans, les domeſtiques les plus ſtupides remarquent, & connoiſſent les premiers à l'œil du pere; les ſeconds à l'œil du maître, s'ils ſont fachés, ou s'ils ne le ſont pas. Pourquoi donc négliger ce don de la nature, cette ſécrete connoiſſance des choſes, qui tendent à notre ruine, ou à notre conſervation? la laiſſerons-nous enſevelie dans les abymes de notre ame: pendant qu'elle s'excite, ſe réveille à l'abord des objets que les ſens lui préſentent? Ouvrons donc les yeux, & voyons en les avantages.

Quelle ſçience plus belle, plus utile, plus néceſſaire! & combien d'autres avantages n'a-t-elle pas? celui, qui en ſeroit parfaitement inſtruit, auroit le ſécret de la ſageſſe, & de la prudence humaine. Le ſécret de la ſageſſe, en apprenant à ſe connoître; ce que l'on peut, & ce que l'on doit faire pour ſon propre bonheur, & pour celui de ſes ſemblables. Le ſécret de la prudence; en apprenant à connoître les autres; ce dont ils ſont capables, ce qu'ils ont deſſein d'entreprendre pour notre bien, ou à notre déſavantage.

On ne ſe connoît jamais bien par ſoi-même. On ſe rebute aiſément de la peine, qu'il y a à ſe replier ſur ſon propre fond. On n'aime gueres à passer en revûë ses propres défauts. L'amour propre nous les dissimule, dicte, corrompt nos jugemens à cet égard. Il nous faut un miroir, où nous puissions considérer notre ame, ses inclinations, ses affections, & en porter un jugement sincere, & désintéressé, fondé sur les impressions agréables, ou facheuses, que les passions des autres font sur nous.

Considerons nous donc dans ce miroir. Sentons tout le désagrément, toute la honte, qui nous reviendroit, si nous étions mis à découvert, par les connoissances de celui, que nous aurions eu dessein de tromper, en couvrant notre visage du masque de la fourberie. Les traits, qui le composent, nous paroîtroient trop hideux, pour être tentés de les emprunter, & d'en parer notre visage. Ces grimaces feroient pour nous un miroir, qui ne flatteroit pas. Les images, qu'il nous préfenteroit, nous feroient connoître ce qu'il y a de défectueux dans les grimaces femblables, que nous ferions obligés de faire, pour cacher notre façon de penfer. Soit amour propre, foit intérêt de fe conferver l'eftime, la confidération, & l'amour de fes femblables, infenfiblement on prendroit de l'averfion pour une paffion fi nuifible à celui, qui la nourrit. On fe montreroit tel, que l'on eft; on expulferoit de la fociété la défiance, avec fa caufe; & l'on y verroit renaître la douceur, la franchife dans les procédés, la fincerité dans le difcours, qui en font tout l'agrément.

Hé! pourquoi la fcience phyfionomique n'eft-elle pas cultivée, comme elle le mérite! l'Homme auroit-il donc perdu cet inſtinct, qui le porte à s'aimer lui-même, à s'aimer dans ſoi-même, dans la compagne de ſon plaiſir, dans les fruits de ce plaiſir, dans ceux enfin, qui peuvent contribuer à lui en procurer ; parce qu'il y fait conſiſter le bonheur de ſa vie, auquel il aſpire ſans ceſſe !

On a vû que le moyen d'y parvenir eſt l'art de connoître les hommes. En effet, ſi cet art étoit plus cultivé verroit-on tant de Capitons abuſer par leurs flatéries de la confiance d'Auguſte ? tant de fourbes ambitieux écraſer le mérite, & s'établir ſur ſes débris ? tant de fripons réuſſir à l'abri du fard de la politique, décorée ſi mal à propos du beau nom de prudence ? Verroit-on tant de bêtes féroces ſous la figure humaine, s'inſinuer, s'introduire, ſe lier avec les honnêtes gens, pour les tromper, les raſſaſier, les inonder de chagrin, de fiel, & d'amertumes, présentés dans une coupe d'orée? verroit-on tant d'Hymens si mal assortis; tant de jeunes gens placés, où pour leur bonheur, & celui des autres, ils ne devroient pas être; faute de sçavoir, comme Socrate, comme Platon, comme Pythagore discerner à leur physionomie, leurs qualités, leurs dispositions (*). On relegue-

(*) Platon examinoit avec l'attention la plus scrupuleuse, la physionomie des jeunes gens, qui se présentoient, pour écouter ses leçons. Si sur l'inspection de leur figure, il ne les jugeoit pas capables de faire des progrès dans la Philosophie, il les exhortoit à prendre un autre parti; & les renvoyoit. Il avoit fait mettre, pour avertissement sur la porte de son école: qu'aucun de figure difforme, ou mal proportionné de ses membres n'eût à s'y présenter.

Suetone, dans la vie de Tite, nous apprend qu'un Physionomiste fut chargé par Narcisse, affranchi de Claude, d'examiner les traits du visage de Britannicus; de déclarer ensuite ce dont il étoit capable; & s'il succederoit à roit hors de la ſociété, loin du doux commerce de la vie, ces hommes faits pour en être la peſte & le malheur. L'agrément, & le plaiſir, qui n'en ſont hélas! que trop ſouvent bannis, y reviendroient les couvrir de leurs fleurs. A cet air infecté des vapeurs empoiſonnées de la fourberie, ſuccéderoit cet air de candeur, de franchiſe, qui ennyvre de ſatisfaction, vrai baume ſeul capable de prolonger nos jours, de réaliſer parmi nous la fable de l'âge d'or, & de nous faire ſentir le bonheur de notre exiſtence. Alors on ſeroit convaincu que l'homme n'eſt pas fait pour vivre ſeul; & l'on ſe dépouilleroit bientôt de cette prévention contre l'humanité, que des

l'Empire. Le Phyſionomiſte, ajoute Suetone, ſatisfit à toutes ces queſtions; & aſſura que Tite ſeroit Empereur, & non Britannicus.

esprits possédés du démon de la mélancholie se sont fait un devoir d'inspirer.

L'Homme a ses foiblesses; aucun n'en est exemt. *Beatus ille, qui minimis urgetur*, disoit le satyrique Horace. Mais il en est peu, qui ne respecte le mérite, & la vertu; & qui, dans le fond, ne leur soient plus attachés qu'au vice.

Si la sçience physionomique étoit à la mode, les traits du visage d'un homme vicieux, ou d'un homme, chez qui la vertu est très-équivoque feroient sur les autres la même impression, que le foin attaché aux cornes d'un taureau furieux, pour avertir de s'en défier. Évités, fuis, honnis de tous, les solitudes leur seroient réservées. Elles ne priveroient pas la société de beaucoup de sujets des deux ſexes, qui n'y reſpirent que l'ennui, & ne s'y nourriſſent que d'un pain aſſaiſonné de leurs larmes ; au lieu des agrémens, dont ils devroient jouir, & qu'ils procureroient à leurs ſemblables. Ceux, qui ſans être vicieux, mais par ſéduction, ou par un zéle inconſidéré, s'éloigneroient de la ſociété, en excitant notre pitié, ils nous prouveroient clairement, qu'ils ignorent la maxime du ſage, *væ ſoli!* ou que de propos délibéré, ils veulent contredire les deſſeins de la nature. Ils ſeroient des preuves ſans replique, de l'abus, que l'on peut faire de ſon jugement, & du peu de bon ſens, qu'il y a à ſe ſouſtraire à la ſociété.

De l'homme moral, paſſons à l'homme phyſique. La ſcience phyſionomique n'a pas de moindres avantages à cet égard.

Les passions étant des actions communes à l'ame, & au corps, elles sont du ressort de la medecine, dont l'objet est de connoître la physique de l'homme, & de le guérir de ses infirmités. L'anatomie du corps humain peut contribuer beaucoup à fonder, à étendre les connoissances physionomiques. Elle indique l'origine des nerfs, la liaison, & le rapport des muscles, l'action des uns sur les autres ; ce qui les met en mouvement, les moyens progressifs de ces mouvemens, & leurs effets. Elle est, pour ainsi dire, la synthese de la sçience physionomique. Celle-ci en observant, en considérant, en raisonnant sur les effets de ces mouvemens, découvre l'union intime du moral avec le physique ; remonte à la cause de ces mouvemens, juge des uns par les autres, & devient l'analyſe de la Medecine, & de l'anatomie.

Tous les Médecins ſçavent que le tempéramment détermine la qualité des maladies; & qu'il en eſt comme la ſource. C'eſt la part, échue à chacun, de ce qui étoit renfermé dans la boëte de Pandore. La phyſionomie indique le tempéramment, l'habitude des parties, qui conſtituent la machine humaine. Elle montre leur force, & leurs actions habituelles ſur l'eſprit; parce qu'ils agiſſent mutuellement l'un ſur l'autre, & ſe dominent réciproquement. Le corps s'altere-t-il l'ame ſoufre. S'il eſt rempli d'humeurs, & que la maladie l'affaiſe, l'ame s'appéſantit; la langueur s'en empare. Réciproquement lorſque l'ame eſt agittée, le corps s'agitte auſſi, & ſubit une altération très ſenſible.

Une des choses essentielles, que doit faire un medecin jaloux d'exercer sa profession avec honneur, & succès, est de considerer attentivement la constitution habituelle, & surtout actuelle du visage de son malade. Hippocrate, Aristote, Avicenne, & tous les grands Médecins en ont fait un précepte de leur art. Lorsque vous entrez chez un malade, dit Actuarius (lib. 2. cap. 2. & 3.) avant tout, considerez sa maniere d'être couché, sa respiration, voyez, observez les traits de son visage: si ses yeux sont creusés, ses tempes enfoncés; s'il a le nez retiré, ou devenu plus pointu; s'il a l'œil net, ou larmoyant, le regard fixe, ou inquiet, le front sec, & aride &c. voyez la couleur de sa peau, de son tein &c. Toutes ces choses sont des indices de ce qui se passe au dedans.

Mais une connoiſſance pour le moins auſſi eſſentielle, & auſſi néceſſaire à un Médecin, eſt de ſçavoir deviner par les ſignes extérieurs les cauſes morales des maladies.

Point de maladies, ſi l'on en excepte les accidentelles, qui n'ayent pour cauſe quelque paſſion de l'ame. Le bon, ou le mauvais uſage des paſſions, en faiſant le bonheur, ou le malheur de la vie, eſt auſſi le principe de la maladie, & de la ſanté. Les paſſions ſont-elles bien réglées? les émotions de l'ame ſeront moderées, ainſi que le mouvement des reſſorts. Il en réſulte la vertu, & la ſanté. Sont elles portées à l'excès? elles deviennent la ſource des troubles, des tempêtes de l'eſprit, la cauſe des déſordres, & de l'altération des organes du corps. Voilà le vice moral, &

le vice physique. Un Médecin appellé pour traiter un malade, qui ne peut, ou ne veut pas déclarer la cause morale de son infirmité, pourra-t-il ordonner les remedes convenables, s'il ignore cette cause? Comment Erasistrate, appellé pour guérir Antiochus de sa maladie de langueur, eût-il réussi, si son habileté dans la science physionomique ne lui eût pas découvert, que ce Prince brûloit d'une passion amoureuse pour Stratonice?

Tout Medecin doit sçavoir que la tristesse, par exemple, est réveuse, pesante, stupide; qu'elle épaissit le sang, deséiche l'humide radical, & les os; qu'elle éteint les esprits, détourne les sens de leurs fonctions, remplit les organes, & les vaisseaux d'humeurs noires, & corrompues, qui leur font ce que la boue est aux canaux des fontaines. Quel en ſera le ſigne extérieur? Tout le corps ſera languiſſant, le jeu des reſſorts ralenti. Le cœur, principe du feu, qui porte la vie dans toutes les parties, ſe reſſerrant, & ne laiſſant échapper de ſes eſprits, que ce qu'il ne peut retenir, les membres deſtitués de ce feu, qui les anime, ne tranſpireront qu'une ſueur, froide, & glacée, fournie par les vapeurs noires, dont la couleur répandue ſur la peau, en ternira la blancheur, & l'éclat. Les yeux ſembleront fuir le jour, & ne préſenteront qu'un mélange de lumiere, & de ténebres, ſemblables à ces nuages ſombres, & obſcurs, à travers deſquels les rayons du ſoleil ne ſçauroient pénétrer. La peau privée de cette douce humidité, qui en fait la ſoupleſſe, ſe déſeichera; les muſcles en ſe retirant, en ſe reſerrant, y creuſeront ces ſillons, tombeau de la joye, & du plaiſir, & l'annonce du ſouci; qui font dire à la vûe d'un homme triſte; cet homme a quelque choſe, qui le mine: il a le cœur ſerré. *Felix, qui potuit rerum cognoſcere cauſas.*

On conçoit combien il eſt important de ſe mettre au fait de la ſcience phyſionomique, tant pour conſerver la ſanté des hommes, ou la rétablir, que pour ſe précautionner contre les piéges tendus par la fourberie; & ſi fréquens dans le commerce du monde.

Mais un Peintre, un Sculpteur en tireroient le plus grand avantage, pour ſe guider dans l'exécution des chefs d'œuvre de leurs arts. Les connoiſſances phyſionomiques pourroient même ſuppléer à la préſence d'une perſonne, dont il s'agiroit de faire le portrait, celui d'un Héros, par exemple, d'un sçavant, d'un homme célébre dans l'antiquité, dont les Historiens nous auroient conservé la description de la stature, de son caractere, & le recit de ses actions. Les Poëtes, & les Historiens avoient une attention toute particuliere de ne point faire des portraits des mœurs des hommes, sans assigner la forme, & la figure du corps des personnes, dont ils parloient. Voyez Homere, lorsqu'il compare les mœurs de Thersite, avec la figure de son corps. Voyez dans quel détail il entre, quand il parle d'Achille, & des autres Héros. Antenor, dit-il, avoit une taille haute, & menue: il étoit fin, & rusé, sçavant dans la science physionomique. Après avoir consideré les traits de Ménélas, & ceux d'Ulysse, il jugea combien ils differoient de sentimens, d'inclinations.

Il devina que Ménélas parloit peu; mais disoit bien; qu'Ulysse étoit un orateur diffus; & compara l'affluence de ses paroles aux floccons de neige, qui tombent pendant l'hyver.

Darès le Phrygien a la même attention qu'Homere, dans la longue énumération de ses héros. Énée, dit-il, étoit roux, avoit les épaules larges, les yeux noirs, & rians: il étoit éloquent, affable, prudent dans le conseil. Achylle étoit large de poitrine, beau de visage, ayant des membres nerveux, des cheveux durs & bien fournis, une physionomie gaye & prévénante: il étoit brave, généreux; liberal, clément. Voyez Suetone, & tant d'autres.

Jaloux sans doute de passer à la postérité tel qu'il étoit, Alexandre le grand deffendit qu'aucun peintre, ou ſculpteur autres qu'Apelles & Praxitelle ne s'aviſaſſent de faire ſon portrait. Il craignoit apparemment que d'autres n'exprimaſſent pas bien les traits, qui chez lui, caractériſent le Héros ; que des portraits peu reſſemblans à ſa perſonne, ne fiſſent naître dans l'eſprit des ſpectateurs, des idées, qui répondroient peu à ſa réputation. L'Hiſtoire nous apprend qu'un peintre de même nom, que ce conquerant de l'Aſie, réuſſiſſoit ſi parfaitement à ſaiſir, & à exprimer la reſſemblance des perſonnes, dont il faiſoit les portraits, que les phyſionomiſtes y liſoient le vrai fond du caractere de ces perſonnes.

J'ai vû un exemple ſemblable à Paris. Un étranger qui ſe nommoit Kubiſſe, & ſe diſoit ſujet du Héros Monarque, qui gouverne cet État-ci avec tant de ſageſſe & de gloire, paſſant dans une ſalle chez Mr. de Langes, fut tellement frappé à la vûë d'un portrait, qui y étoit avec pluſieurs autres, qu'il oublia de nous ſuivre; il s'arrêta à conſidérer ce tableau. Environ un quart d'heure après, ne voyant pas venir Mr. Kubiſſe, nous fumes à lui, & le trouvames les yeux encore fixés ſur le portrait. Que penſez-vous de ce portrait, lui dit Mr. de Langes? n'eſt-ce pas celui d'une belle femme? oui, répondit Mr. Kubiſſe. Mais ſi ce portrait eſt bien reſſemblant, la perſonne qu'il repréſente, a l'ame la plus noire: ce doit être une méchante diableſſe. C'étoit le portrait de la Brinvilliers, célebre empoiſonneuſe, presqu'auſſi connue par ſa beauté, que par ſes forfaits, qui l'ont conduite ſur le bucher.

„Il n'eſt pas plus difficile, dit l'au-
„teur de l'homme machine, de devi-

„ner la qualité de l'esprit, par la figu-
„re, ou la forme des traits, lorsqu'ils
„sont marqués à un certain point, qu'il
„ne l'est à un bon Médecin de con-
„noître un mal, accompagné de tous
„ses symptomes évidens. Examinez
„les portraits de Locke, de Stéele,
„de Boerhaave, de Montesquieu; vous
„ne serez point surpris de leur trouver
„des physionomies fortes, des traits
„d'aigle. Parcourez-en une infinité
„d'autres, vous distinguerez toujours
„le beau du grand génie, & même
„souvent l'honnête homme du fripon.
„On a remarqué, par exemple, qu'un
„poëte célebre réunit dans son por-
„trait, l'air d'un filou, avec tout le
„feu de Prométhée."

Je ne finirois pas, si je voulois entrer dans le détail des avantages attachés à l'art de connoître les hommes par les ſignes extérieurs de la phyſionomie. Du peu, que j'en ai rapporté, il ſera aiſé de conclure, que cette ſçience comprend ce que la politique, la morale, & la médecine ont de plus excellent. Un traité complet de cet art pourroit être regardé comme le plus beau, & le plus utile à tous égards. Loin de taxer cette ſçience, de ſçience nuiſible, ſes avantages prouvés par l'expérience détermineroient à y mettre pour épigraphe: *Omne tulit punctum.*

En effet, la plûpart des ſçiences nous tirent hors de nous-mêmes, & de la ſociété, pour fixer notre attention ſur des objets ou trop éloignés de nous, ou qui nous intéreſſent peu, pour le bien de la vie. Quand nous ſçaurions prédire à point nommé la conjonction des Planetes, déterminer leurs révolutions, le moment précis de l'apparition, & la durée du cours, ainſi que la route d'une Comete, en ſerions-nous plus en état de régler les ſaiſons, d'avoir du beau tems, ou de la pluye, ſuivant nos beſoins? d'empêcher que la gelée, une chaleur exceſſive, ou la grêle ne déſolent nos campagnes, & n'anéantiſſent en un moment tout l'eſpoir du cultivateur? Que l'Algebre nous apprenne à calculer juſqu'au nombre des étoiles, & des grains de ſable, qui ſe trouvent dans le globe terreſtre: que la Géométrie tranſcendante nous donne la ſolution des problêmes les plus compliqués, & les plus difficiles à réſoudre, j'admirerai la perſpicacité, la ſubtilité, l'étenduë de l'eſprit, & du génie, la patience même infatigable de ces hommes, qui ſe ſont diſtingués dans ces genres d'étude, & dont les découvertes montrent l'excellence de la nature humaine. Mais l'objet le plus intéressant pour nous est la conservation de notre existence, & cette façon d'être dans la société, de laquelle dépend notre bonheur. La recherche des choses même les plus nécessaires à la vie, semble nous tenir moins à cœur: l'homme raisonnable se contente de si peu! Sçavoir découvrir les inclinations, les desseins, les mœurs d'autrui, avouons que c'est le flambeau, le fil, qu'il nous faudroit, pour nous conduire dans le dédale de la vie civile; pour éviter mille fautes, nous précautionner contre tant de dangers, auxquels la politique, la dissimulation, & la fourberie nous exposent tous les jours. Il ne faut pas d'argumens pour persuader une chose si claire: & si la science physionomique peut exécuter tout ce qu'elle promet, il n'y a guere de moment dans la vie, où elle ne ſoit néceſſaire.

Le choix raiſonnable d'un époux, ou d'une épouſe; quel point eſſentiel! en faudroit-il d'autres, pour juſtifier les avantages inſéparables de l'art de connoître les hommes? L'inſtitution des enfans; le choix des domeſtiques. Les anciens n'admettoient point d'eſclaves dans leurs maiſons, ſans avoir bien conſideré leur figure, leur maintien. On liſoit dans leurs yeux, s'ils étoient fidéles, capables d'attachement; dans leurs geſtes, s'ils étoient propres aux fonctions, auxquelles on les deſtinoit.

Autre choix, non moins important, celui des amis, celui des compagnies, avec lesquelles on ſe propoſe de faire des liaiſons. Sans le ſecours de cet art, comment pouvoir mettre ſûrement en exécution ce conſeil du ſage? *ne vous liez pas avec un homme colere; ni avec un envieux. Évitez de vous trouver dans la compagnie des méchans.*

La connoiſſance des hommes eſt bien trompeuſe, ſi elle ſe régle ſur la réputation; périlleuſe, ſi on attend à l'acquérir par l'expérience. La ſçience physionomique eſt donc presque la ſeule, qui puiſſe être la reſource contre ceux, qui ſous les dehors de l'amitié, ou d'une vertu pure cachent les ſentimens les plus bas, les plus rampans, les deſſeins les plus dangereux, & les plus contraires à notre bonheur.

Ouvrez nos loix, & nos codes, monumens éternels de notre honte, vous y verrez combien les hommes ſont vicieux; combien ils ſont à craindre, ſi l'on s'en rapporte aux viſages empruntés. Il eſt tant de ces tours étudiés, que la méchanceté la plus noire enfante, & habille ensuite des dehors de la justice, & de la Religion. Il est de ces coups de poignards enfoncés avec adresse, & douceur. On a sans cesse les oreilles fatiguées par ces discours empoisonnés, où la franchise, le zéle pour le bien public, ou particulier, l'amour de la vérité semblent se le disputer. Tirez le voile; vous n'y trouverez que le méchanceté, & fourberie.

On voit des hommes ayant les procédés extérieurs les plus honnêtes avoir pour eux la voix publique; tandis que dignes du plus souverain mépris, ils inspireroient une espece d'horreur, s'ils étoient dévoilés. Il est important, pour la société, que les méchans soyent connus, disoit un ancien: *interest Reipublicæ cognosci malos.* Peut-on mieux les démasquer, que par la science phyſionomique? Elle ne ſçauroit être nuiſible, qu'à ceux, qui en ſont l'objet. Eux ſeuls auroient ſujet de s'en plaindre. Eſt-on fourbe, méchant? on craint d'être connu, pour ce que l'on eſt; & de ne recueillir de ſon étalage trompeur, que le mépris, & l'indignation, dignes fruits de la fourberie.

CORRECTIONS.

Page 21.	ligne 7.	c'eſt abuſer *liſez* c'eſt s'abuſer.
— 30.	— 1.	s'en ouvre *liſez* s'en couvre.
— 40.	— 4.	l'on avoit *liſez* l'on n'avoit
— ibid.	— 11.	entendent *liſez* entendent-ils
— 43.	— 1.	pour l'objet *liſez* pour objet
— 46.	— 17.	? *liſez* !

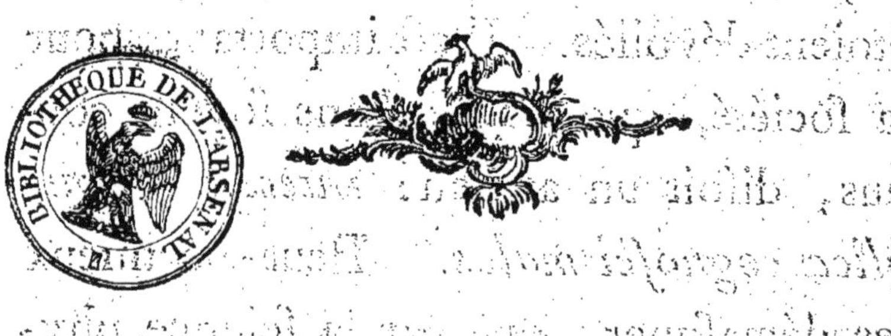

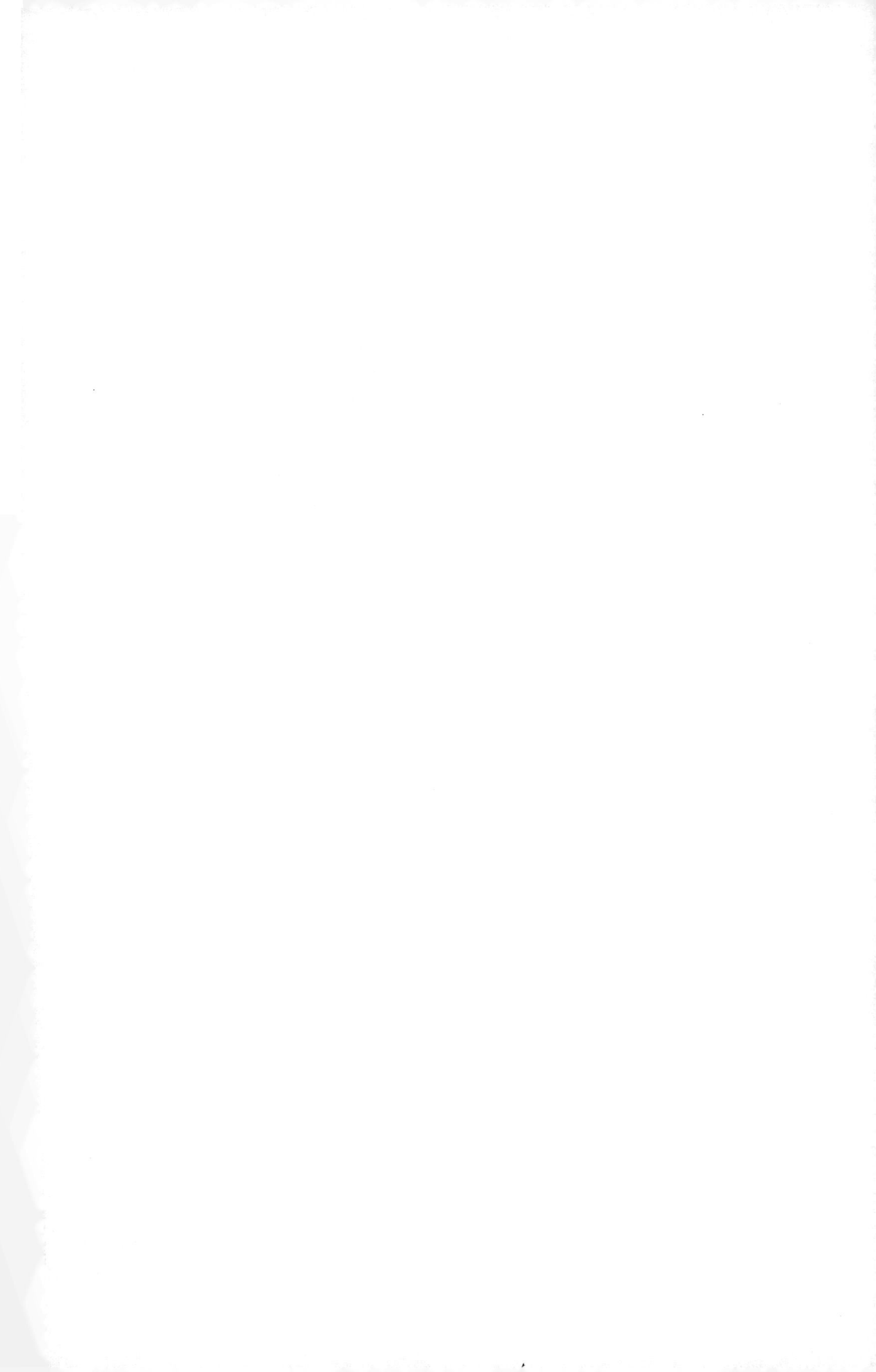

www.ingramcontent.com/pod-product-compliance
Ingram Content Group UK Ltd.
Pitfield, Milton Keynes, MK11 3LW, UK
UKHW022119190726
13855UKWH00003B/948

9 782013 050081